"老化の予防"歯科

Q&A

編集

武内 博朗（綾瀬市開業／鶴見大学臨床教授・歯学部探索歯学講座）
野村 義明（鶴見大学准教授・歯学部探索歯学講座）
花田 信弘（鶴見大学教授・歯学部探索歯学講座）

執筆

武内 博朗　野村 義明　花田 信弘

鶴見大学歯学部探索歯学講座（50音順）

今井 奨　大塚 良子　岡田 彩子　岡本 公彰
加藤 大明　宮之原 真由　村田 貴俊　山田 秀則

医学情報社

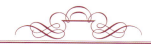

はじめに

生活習慣病予防に直結した歯科メインテナンスのすすめ

　様々な病気の研究が進むにつれて，意外にもお口の状態が身体の病気，老化，健康寿命の延伸などと密接に関わっている"様々な証拠"が明らかになってきました．

　むし歯や歯周病は，歯そのもののトラブルはもちろんですが，慢性炎症や細菌・毒素の供給源となって，血流を介し身体に害を及ぼします．

　単なる局所の病気にとどまらず，多臓器横断的に疾病に至る原因の一つになるのです．

　また奥歯を失って噛む機能が低下すると，軟らかい食品（糖質）が増えてしまい，高血糖，低栄養や逸脱した体組成につながっていきます．

　新たな事実が明らかになってくる環境の中で，もはや歯科診療所は，歯の病気を扱うばかりではなく，街の保健室として健康増進を支援し，生活習慣病の発症予防と重症化予防を実践する場所に変化しつつあります．

　身近に実行できて，確実に効果の上がる健康対策は？　と聞かれれば，間違いなくお口のケアが筆頭か上位にランクされるでしょう．

　しかしながら，それほど重要なお口の健康管理なのですが，正確で役に立つ情報があまり浸透していません．

　本書は，身体の健康に関係したお口の問題を中心に，皆さんにぜひ知っていて欲しい内容を質問形式で，分かりやすく，掘り下げて解説したものです．

　本書を活用して，歯やお口の状態がどのようなメカニズムで，からだ全体の老化や健康の維持，生活習慣病の発症と関係しているのかを知り，是非とも健康増進にお役立てください．歯のための歯周病対策に加えて，生活習慣病予防のためのリスクコントロール（定期的なメインテナンスやケア）を受ける時間を作りましょう．

　噛むための入れ歯，インプラント補綴治療から栄養・代謝・体組成改善のための治療へ取り組むことも大切です．

　一人でも多くの皆さんが歯科クリニックへアクセスして頂き，健康増進と健康寿命を延伸して頂くことが本書の使命です．

武内　博朗
野村　義明
花田　信弘

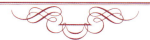

もくじ

Q&A

- 糸ようじを使うと出血するのですが，そのまま続けていて大丈夫でしょうか？ ─── 6
- 歯肉に炎症があると心臓を悪くするって本当？ ─── 8
- 歯ぐきが下がってきたり，口臭がするのは歳のせい？歯周病のせい？ ─── 10
- 歯の根のところが変色して，しみたり，痛みが出たりします．むし歯でしょうか？ ─── 12
- 奥歯がなくても何でも食べられれば，そのままでいいんですか？ ─── 14
- 口の中が不潔だと肺炎になるんですか？ ─── 16
- 歯がない人は，認知症になりやすいんですか？ ─── 18
- 脳卒中に歯周病が関係しているんですか？ ─── 20
- キシリトールはなぜむし歯予防だけでなく，口のかわきにもよいのですか？ ─── 22
- 歯によい甘いもの，悪い甘いものというのはどんなこと？ ─── 24
- マウスウォッシュ（洗口液）は，本当に効果があるの？ ─── 26
- 栄養状態がよくないと歯周病になりやすいんですか？ ─── 28
- 乳酸菌で，本当にむし歯や歯周病が予防できるんですか？ ─── 30
- 古い歯垢，新しい歯垢ってなんですか？ ─── 32
- 定期健診は年に何回受ければいいんでしょうか？ ─── 34

参考解説

- プラークコントロールの効果 ─── 36
- 最近のう蝕・歯周病の治療方法と評価 ─── 37
- 口腔と心疾患との関係性の研究 ─── 37
- 認知症と口腔 ─── 38

NOTE

- 歯肉からの出血 …………………………………………………… 7
- 慢性炎症の全身への影響 ………………………………………… 9
- 歯肉退縮と口臭の原因 …………………………………………… 11
- 高齢者に多い根面う蝕 …………………………………………… 13
- しっかり噛める人，そうでない人の栄養と健康 ……………… 15
- 誤嚥性肺炎の原因菌 ……………………………………………… 17
- 口腔の健康と脳の関係 …………………………………………… 19
- 歯周病と虚血性脳血管疾患との関連 …………………………… 21
- 唾液と人工甘味料について ……………………………………… 23
- 甘く見るな"甘いもの" …………………………………………… 25
- 口腔内の細菌のバランスと，洗口液の使い方 ………………… 27
- 体を老化させる高血糖 …………………………………………… 29
- 体内の細菌の棲み分けと健康 …………………………………… 31
- 歯垢からバイオフィルム，歯石までの段階 …………………… 33
- セルフケアとプロケア，それぞれの大切さ …………………… 35

COLUMN

- ● 歯肉炎と歯周炎の違い ………………………………………… 7
- ● アテローム性動脈硬化とは …………………………………… 9
- ● プラークと，バイオフィルムと，歯石の違い ……………… 13
- ● 認知症の増加 …………………………………………………… 19
- ● 定期歯科受診で脳卒中リスクが23％低下 …………………… 21
- ● 日本人の口臭にガッカリ ……………………………………… 35

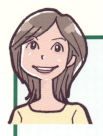

糸ようじを使うと出血するのですが，そのまま続けていて大丈夫でしょうか？

　糸ようじ（柄（え）つきフロス）を使って歯を掃除しています．少し前から奥歯の歯と歯の間を掃除するとフロスが時々赤くなっていましたが，最近，朝晩の歯みがきのときにほとんど血がにじむようになりました．歯周病が進んでいるのでしょうか．そのまま続けていて大丈夫でしょうか．

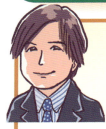

フロスは続けて大丈夫です．多少出血してもデンタルリンスを使いながら続けましょう．

　そもそも出血の原因はその部分が，炎症を起こしているからです．その炎症を起こしている悪者は，歯面や，歯肉周囲に付着している細菌の塊（バイオフィルム→p.26, 33参照）です．出血は早く止めるべきですが，その原因をつくっているバイオフィルムをまず取り除かねばなりません．

　糸ようじで，ひどく出血する場合は，デンタルリンスを併用しながら，まず歯ブラシでバイオフィルムを除去し，その後，糸ようじで精密に除去した方が効率的です．この細菌の塊さえ除去できれば，出血は2，3日で改善されます．改善されない時は歯科医院に相談しましょう．

　バイオフィルムを取り除くことは，健康な歯肉を取り戻すばかりでなく，歯肉炎から歯周炎へ進み歯を失うことを防ぐ重要なポイントです．

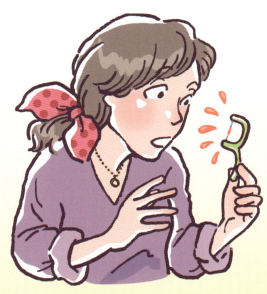

NOTE

歯肉からの出血

■出血がこわい理由

歯肉からの出血は，一日も早く止めるべきです．それは，
1) 出血した血液は歯周病原菌の大好物であること，病原菌の多くは，赤血球の中にある鉄イオンを狙っている
2) 出血している箇所から日々，細菌や毒素が血管内に入り続ける"歯原性菌血症"という状態をつくり心臓血管疾患など体に大きなダメージを与え続ける

ということがあるからです

■免疫力が低下した人，ベーチェット病やアレルギーのある人は危険

歯肉の出血部分から，口（歯垢中）の細菌が血管内や組織に侵入すると，それが刺激となって強いアレルギー反応を起こし，他の組織に強い炎症を引き起こす場合があります．

中でもベーチェット病※の人は，口の細菌が引き金となって再発性アフタ性口内炎や深い陰部潰瘍，目のぶどう膜炎などが生じます．その本体は血管内が炎症を起こした状態です．普段から口の中をきわめて清潔に保つことがとても重要です．

※ ベーチェット病は，潰瘍性の口内炎，皮膚炎，眼の痛みなどを主症状とする原因不明の慢性炎症性疾患．

■菌血症の防止（3DS）

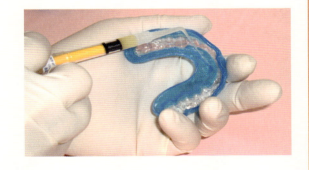

デンタル・ドラッグ・デリバリー・システム（Dental Drug Delivery System；3DS）は，バイオフィルムを除去した後に，ドラッグ・リテーナーと呼ばれるトレー（マウスピース）を用いて殺菌剤・抗菌剤を歯の表面に一定時間局所輸送し，効果的な作用環境を維持させるユニークな除菌法です．

通常の口腔細菌叢を損なうことなく，病原菌を選択的に除菌できるのが特徴です．ただし，これらの処置は自費診療になります．

糸ようじを使うと出血するのですが，そのまま続けていて大丈夫でしょうか？

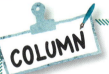

歯肉炎と歯周炎の違い

歯周組織の炎症は，病原性の増加した歯垢によってスタートします．歯肉炎は，炎症が歯肉に生じて腫れたり出血をともないますが，まだ歯肉に限局しています．さらに進行して歯と歯肉の付着部分が破壊され歯周ポケットを呼ばれる潰瘍面ができ，さらに歯を支える歯槽骨が分解されはじめた状態を歯周炎と呼びます．

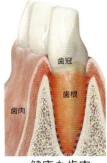
健康な歯肉

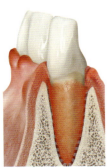
歯肉炎

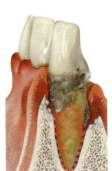
歯周炎

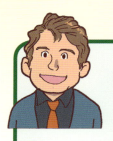

歯肉に炎症があると心臓を悪くするって本当？

　うっかり歯みがきを忘れたりすると，すぐに歯ぐきが赤く腫れぼったくなってしまいます．ていねいに歯みがきすればもとに戻るのですが，これは，いわゆる「歯周病」でしょうか？
　以前，テレビで「歯肉に炎症を起こしている人は，心臓が悪くなりやすい」といっているのを聞き，気になっています…．

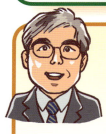

その可能性はあります．

　歯周病（歯肉炎・歯周炎）は，日本人の成人のほとんどが経験している代表的な慢性炎症です．
　がん・心臓病・脳卒中などの生活習慣病の発症や進行には，慢性炎症が大きくかかわっていることがわかってきました．慢性炎症は自覚症状がほとんどないため，長期にわたり体内でくすぶり続けています．この慢性炎症が周りの血管にダメージを与え，がんや動脈硬化を引き起こすと考えられています．動脈硬化は心臓病，脳卒中の発症につながります．慢性炎症は，やっかいなことに"すぐには治らない"という特徴があります．
　歯周炎の予防が生活習慣病予防に役立つ可能性があります．

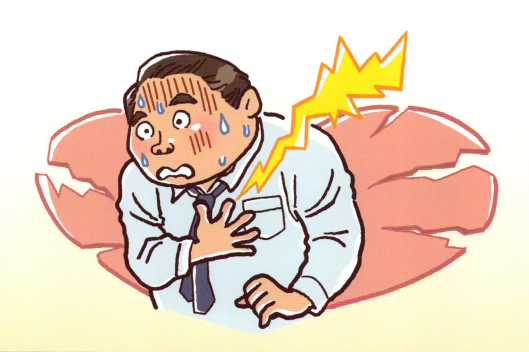

NOTE

慢性炎症の全身への影響

■慢性炎症とは

炎症は急性と慢性に分けられますが，腫れたり，赤くなったり，痛みが出るものが「急性炎症」の症状です．細菌感染によるものなどが代表的です．細胞を傷害しようとするものを排除し，修復するために起きる症状です．

「慢性炎症」のほうは高齢の人に多く，自覚症状が出にくく，軽い症状で長く続きます．排除すべきものが，逆に細胞や血管の中に溜まっていってしまうとされています．

加齢や肥満などにより免疫細胞（リンパ球やマクロファージ）の働きが落ちて，長く続くようになり，動脈硬化や内臓への悪影響などが時間をかけて現れるものとされます．また，生活習慣病や，がんなどの原因になるものと考えられています．

■なぜ歯周病の人が心臓病にかかりやすいのか

これまでの多くの研究結果から，歯周病は，狭心症や心筋梗塞といった「虚血性心疾患※」の発症と関連していることがわかっています．

また，虚血性心疾患の原因となる「アテローム性動脈硬化」が生じている部分から，歯周病にかかわる細菌が検出された，という報告もあります．

これらの報告から，歯周病にかかわる細菌や毒素が血流に入り込み，虚血性心疾患の発症や進行のきっかけとなるのでは，と考えられています．

今後の研究の発展にともない，"なぜ歯周病の人が心臓病にかかりやすいのか"というメカニズムについても，次々と明らかにされていくと思われます．

※ 虚血性心疾患…心臓をおおっている血管が，動脈硬化などで狭くなったり，ふさがったりして，心筋に血液が行き届かなくなることで起こる病気．狭心症・心筋梗塞・虚血性心不全，虚血性心疾患の致死性不整脈などを含む呼び方．

COLUMN アテローム性動脈硬化とは

大動脈や脳動脈，冠動脈などの比較的太い動脈に起こる動脈硬化．動脈の内膜にコレステロールなどの脂肪からなるドロドロした粥状物質がたまってアテローム（粥状硬化巣）ができ，次第に肥厚することで動脈の内腔が狭くなるとされています．

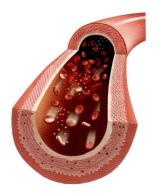
健康な血管

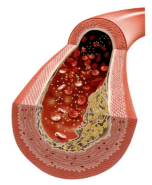
アテロームができはじめた血管

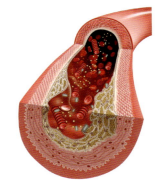
アテロームで詰まりやすくなった血管

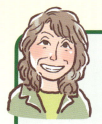

歯ぐきが下がってきたり，口臭がするのは歳のせい？ 歯周病のせい？

　ここ2〜3年で，特に下の前歯の歯ぐきが下がって，歯が長く見えるようになってきました．半年前に歯科の定期健診を受けたときには，歯周病だとはいわれていなかったのですが…．また，最近では口臭も気になっています．
　歯ぐきが下がってきたり，口臭が強くなったりするのは，歳のせいでしょうか？　それとも，気づかないうちに歯周病になってしまったのでしょうか？

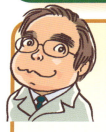

歯周病よりも，加齢にともなう生理的な変化と考えられます．

　このご質問の方の場合，半年前に「歯周病ではない」という健診結果を得られているので，加齢にともなって，細胞の老化や，唾液の減少によるお口の中の乾燥といった生理的な変化が起こり，「歯ぐきが下がってきた」「口臭が強くなってきた」と感じられているのでしょう．
　歯ぐきのやせ（退縮）を防ぐには，
　○ 歯みがき方法の見直し
　○ 生活習慣や食生活の改善
　○ 歯ぎしりや食いしばりで歯に過剰な負担がかからないようにする
などが効果的です．
　また，歯周病がない人で口臭が気になる場合は，
　○ 柔らかい歯ブラシや舌ブラシで舌についた細菌と汚れ（舌苔）を落とすこと
をやってみて下さい．

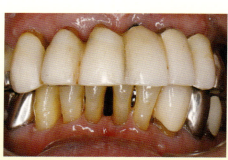

歯肉退縮の症例
歯根面の露出も見られます（歯の根が露出して薄茶色になった部分）

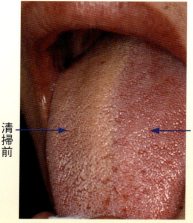

舌苔は口臭の原因になります

NOTE

歯肉退縮と口臭の原因

■ 歯肉退縮の定義と原因

歯肉退縮は"歯周組織の頂点とセメント-エナメル境界の間の退縮"と定義されています．歯肉退縮の主な原因として，

- 加　齢：適切に歯みがき（ブラッシング）ができていて，歯周病などの歯科疾患がない場合でも，加齢とともに歯肉退縮が起こることがある．
- 誤ったブラッシング：硬すぎる歯ブラシで力強くブラッシングしていると，歯肉（特に歯肉の縁の部分）が傷つき，少しずつ減っていってしまう．
- 歯ならびが悪い（歯列不正）：歯ならびが悪いと，歯と歯の間に食物がはさまりやすく，さらにブラッシングもしにくいので，歯肉の炎症やむし歯（う蝕），歯周病などになりやすくなり，歯肉退縮につながることがある．
- 歯ぎしり・食いしばり：睡眠中の歯ぎしりや日中の食いしばりぐせで歯周組織を痛めると退縮が起こりやすい．
- 歯周病：歯肉退縮は歯周病の症状の1つ．

などが考えられます．

歯肉退縮は知覚過敏症，疼痛，審美的問題，歯肉からの出血，歯垢（プラーク）の蓄積をともなうことがあります．前頁のご質問の方の場合，半年前に「歯周病ではない」という健診結果を得られているので，加齢にともなって歯肉退縮が起きているものと考えられるでしょう．

■ 口臭の原因

- 歯周病：口臭は，歯周病原細菌の増加（歯周病とは診断されない）によって起こることがあります．歯周病原細菌の *Porphyromonas gingivalis* (P. g.)，*Fusobacterium nucleatum* (F. n.)，*Prevotella intermedia* (P. i.) などは酪酸，インドール，硫化物，アンモニア，メチルメルカプタンといった，口臭原因物質を産生します．
- 加　齢：口臭は，加齢にともなって増加する傾向にあります．実に，60代のおよそ8割の方に，口臭があるといわれています．舌苔（舌にコケのようなものが付着して匂いを放ちます）が多い人も口臭があります．
- 唾液の減少：特に，舌についた細菌や細菌産生物を洗い流す役割を持つ唾液が減少すると舌苔がつきやすくなり，口臭がします．ストレスや薬の副作用　　　　　で唾液は減少することもあります．

■ 歯肉退縮や口臭を防ぎましょう

歯肉退縮の予防には，まず活習慣の改善があげられます．ブラッシング（強い力の歯みがき）の見直しや，食いしばり癖の除去が必要です．

口臭の防止には，洗口液の使用と，十分な水分の摂取，唾液の分泌が減少する薬剤の変更（お医者さんと相談が必要です），舌ブラシの利用があげられます．近年，欧米の人からみて"日本人の口臭が気になる"という調査があります．舌は清潔にしましょう．

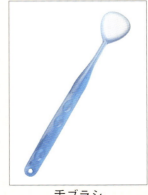

舌ブラシ

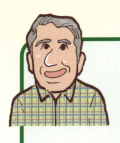
歯の根のところが変色して、しみたり、痛みが出たりします.むし歯でしょうか？

　1カ月くらい前から歯がしみていましたが、痛みが出てきました．歯周病は以前治療してもらって、今は歯周ポケットもないと安心していました．鏡をよく見てみると、歯肉が下がった歯の根のところが薄茶色に変色していました．こんなところにも、むし歯ができるのでしょうか．

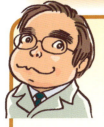
歯の根っこにできるむし歯です．

　通常の歯冠部にできるむし歯（う蝕）を「エナメル質う蝕」と呼ぶのに対し、根面にできるう蝕は、特に高齢の方の歯根部に認められるなどの特徴があるため、「根面う蝕（歯根面う蝕）」と呼ばれます．

　根面う蝕の予防には、丁寧なプラークコントロールとフッ化物の使用、良好な飲食習慣の維持、そして、定期的なメインテナンスが大切であるといえるでしょう．

　歯の根の部分はエナメル質と違って、セメント質と呼ばれ、タンパク質などの有機質に富んだ軟らかい造りです．ですから削れやすく、歯を溶かす酸にも弱いのです．クッキーや菓子パンなどの糖質でベタベタする食品には気をつけましょう．

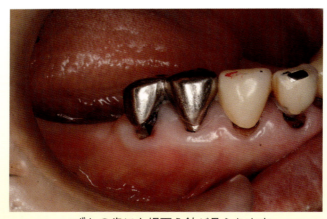

いずれの歯にも根面う蝕が見られます

NOTE

高齢者に多い根面う蝕

■根面う蝕（むし歯）が高齢者に多いわけ

　年をとってくると，多くの方が歯周病の進行や強い歯みがきで歯肉が下がってきます．健康な歯と歯肉では，歯冠部分は硬いエナメル質で覆われ，根部分は歯肉に守られているので，歯垢をためない限りは，むし歯菌（う蝕原因菌）のつくる強い酸から歯がダメージを受けることはありませんでした．

　しかし，歯肉が退縮してくると，防御力の弱い歯根がむき出しになり，酸によって溶かされやすい状態になってしまうので，歯肉が下がっていないときと同じ食事，同じ歯のみがき方をしていても，むし歯になるリスクは高くなっています．油断をしていると，根面う蝕になってしまいます．

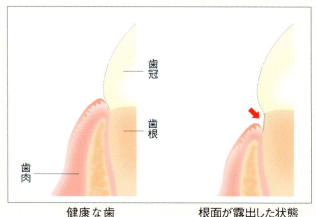

健康な歯　　　　根面が露出した状態

■歯根面う蝕の治療

　噛み合わせ部分や歯の隣接面部にできるむし歯と違って，根面部にできるむし歯は，「削って，詰め物で治療する」だけの対応では難しい場合があります．

　そこで初期の根面う蝕では，まず根部のバイオフィルムの除去と抑制が必要です．同時にフッ化物を使って再石灰化（酸によって溶かされた歯の表面をミネラル分を吸着させて再び硬くすること）を試み，う蝕の進行を止めるようにします．しかし，う蝕が進んでいて再石灰化がうまくいかない場合は，その部分を削ってレジン（プラスチック）などによって修復する治療が行われます．

COLUMN　プラークと，バイオフィルムと，歯石の違い

　口に本来住んでいる健全な善玉菌が付着した状態から，病原性のある細菌がその上に重なり，菌の塊がネバネバの物質を合成して強力に付着した状態が，バイオフィルムです．バイオフィルムは，プラークがつきはじめて大体3日（72時間）程度ででき上がります．

　このバイオフィルム中に唾液成分であるリン酸塩，カルシウム塩等が，沈着して石灰化した状態が歯石です．

　ですからバイオフィルムは付着してから炎症を起こし続けますから，歯石になるまで放置せず，3カ月に1回以上は歯科医院で徹底的に除去するよう心がけましょう．

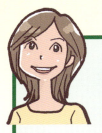

奥歯がなくても何でも食べられれば，そのままでいいんですか？

部分入れ歯を着けていましたが，動いてしまい，最近は歯肉に当たって痛くなってきたので，外して食事をしています．すごく固いものは無理ですが，少し軟らかいものなら噛めています．入れ歯は痛くて面倒で，インプラントは血圧が高いので手術したくないのです．サプリメントをよく摂っていて，体調は問題ないのですが．

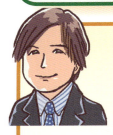

入れ歯を入れて噛む機能を回復すると，糖尿病や肥満などの生活習慣病のリスクを減らすことができます．

たしかに食べられていれば，カロリーは充足できますが，食べ物の種類，栄養にかなりの偏りが出てしまうのです．

特に奥歯を失うと噛む機能が低下して，咀嚼力を要求される多くの食品や肉類，野菜類などが摂取困難となります．一方で，うどん，カレーライス，チャーハンなどの糖質偏重食（高カロリー低栄養食）を食べる機会が知らない間に増えてしまいます．これらの傾向からタンパク質低栄養や食後高血糖が生じてしまいます．このように咀嚼機能が低下すると，体内に入るブドウ糖量が増えてしまうのです．結果として骨格筋量の減少や，糖質代謝の悪化など生活習慣病の下地をつくります．

一方，インプラントは咀嚼機能を大きく改善しますので，むしろ糖尿病，高血圧，その他の疾患があってもコントロールしながら手術をして，これらの生活習慣病の重症化予防に役立てるべきというのが最近の考え方です．

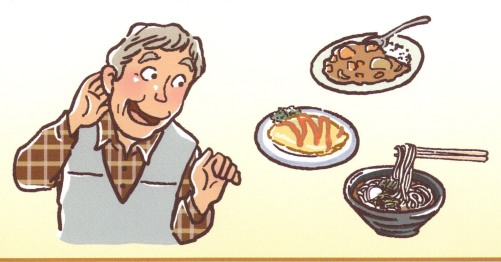

NOTE

しっかり噛める人，そうでない人の栄養と健康

■ 歯がない人の食習慣は要注意

歯が少なくなると噛みづらくなって，野菜や肉類も減ってしまいがちで，栄養のバランスが悪い食生活になってしまいます．

偏った食習慣が数年続くと，タンパク質低栄養や，ビタミン，ミネラル低栄養の状態から，骨格筋量が減少したり，内臓脂肪が増加したり，糖尿病に近づくことになります．こうしたことから噛む機能の改善は，フレイル（虚弱状態）予防に直結して，ひいては要介護状態の予防にもなります．

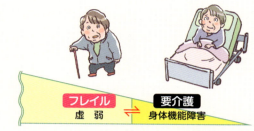

「オーラルフレイル Q&A」（医学情報社）より

■ 生活習慣病を予防する歯科の新しい役割

- う蝕（むし歯）対策は，糖質代謝制御の医療へ
  糖分の抑制はむし歯の予防ばかりでなく，糖毒性[※1]対策につながり，生活習慣病の予防につながります．WHO（世界保健機関）は総摂取カロリーの5％以内に遊離糖[※2]を減らすことを推奨しています．

  [※1] 高血糖により臓器や組織が傷害されること．　[※2] 砂糖，ブドウ糖，果糖など（→ p.25 参照）．

- 歯を保存する歯周治療から慢性炎症と菌血症を予防する歯周治療へ
  歯周炎は慢性持続性炎症であり，細菌が直接血管に侵入する歯原性菌血症を招き，糖質代謝異常，動脈硬化など血管疾患と深い関係があります．早期の歯周炎の治療や歯周ケアは，生活習慣病発症予防と抗加齢対策になります．

- 噛めるようにする治療からフレイル・要介護を予防する治療へ
  大臼歯喪失による咀嚼機能低下は，軟性食材である糖質偏重食をもたらします．カロリーは充足できてもタンパク質・ビタミン・ミネラルの少ない低栄養状態に陥り，骨格筋量・骨量が減少するサルコペニア状態からロコモティブ症候群へと，負のスパイラルが続きます．入れ歯を入れてしっかり噛むことはフレイル（虚弱）対策の1つでもあるのです．

■ 歯科疾患と生活習慣病（NCDs）の関係

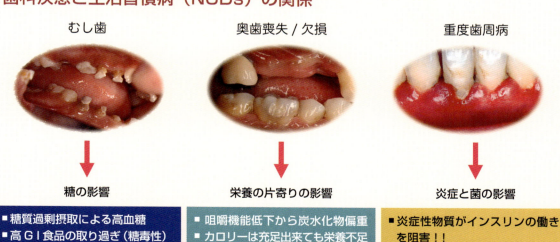

奥歯がなくても何でも食べられれば、そのままでいいんですか？

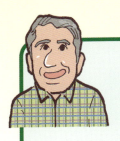

口の中が不潔だと肺炎になるんですか？

入院している母に麻痺があり手が不自由なので，2日に1回くらいは行って歯をみがいてあげます．みがき残しもあるようで，口が臭ったり，口の中が赤くなったりしています．口の中が不潔だと肺炎になりやすいと聞きましたが本当でしょうか？ 毎日磨いていないと駄目でしょうか．

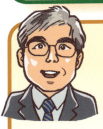

口の中が不潔になり口臭がある場合には，肺炎になる可能性が高くなります．

誤嚥は，むせのようにはっきりわかるもののほか，気づかないうちに増殖した細菌を含む唾液が，気道から肺に侵入することがあります．肺の異物処理能力を超えた細菌が入ると，肺炎を引き起こしてしまいます．

また，口の中の血管から入った細菌が血流によって肺に到達し，肺炎を起こしているということがわかっていますので，高齢の人や免疫力の落ちている人は，特に口の中を清潔にしておく必要があります．

バイオフィルムのない排水口   バイオフィルムの発生した排水口

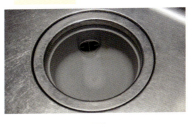
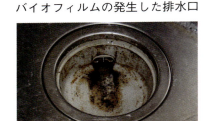

これに近い口の状態

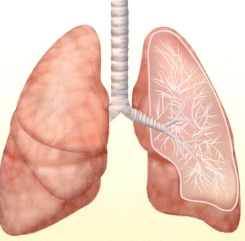
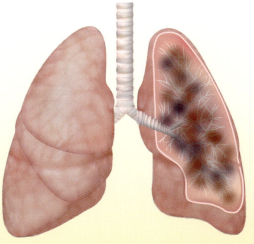

健康な人の肺   誤嚥性肺炎患者の肺

NOTE

誤嚥性肺炎の原因菌

■口腔ケアと肺炎の関係

　病原性微生物の感染で65歳以上の高齢者に発症する肺炎は高齢者肺炎と定義されており，飲食物や唾液などが嚥下の過程で気管に入り込むこと（誤嚥）をきっかけに発症する肺炎は誤嚥性肺炎と呼ばれています．誤嚥性肺炎は要介護高齢者の直接的な死因の上位にあり，介護や医療の場では大きな問題となっています．口腔ケアで口腔衛生状態を改善することによる誤嚥性肺炎の予防の可能性を示す研究発表が，いくつか発表されています．

　米山らは特別養護老人ホームの入所者を，専門的口腔清掃を行う口腔ケア群と入所者または介護者による従来通りの口腔清掃にとどめる対照群に分けて2年間，発熱日数，肺炎による入院，死亡者数等を検討しました．その結果，図に示すように発熱の発生率は口腔ケア群において有意に低下しました．肺炎発症率も同様に低下しました．このことから口腔ケアが誤嚥性肺炎を予防するのに効果的であることがわかりました．

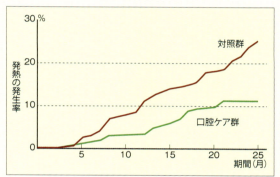

全国11カ所・特養入所者（口腔ケア群184人，対照群（182人）発熱者：37.8℃以上，7日以上あった者（米山武義，2001年）

■誤嚥性肺炎の原因菌

　誤嚥性肺炎の原因菌は口腔，咽頭の常在菌の誤嚥が原因となります．

　代表的な起炎菌として*Streptococcus anginosus*, *Fusobacteriumnucleatum* *Peptostreptococcus*, *Prevotella*などの嫌気性菌があります．また，*Streptococcus pneumoniae*, *Staphylococcus aureus*，腸内細菌科の*Klebsiella pneumonia*, *Proteus*属が検出されるという報告もあります．

　院内発症の場合，グラム陰性桿菌の*Pseudomonas aeruginosa*，真菌の*Canida*属などの日和見感染菌が検出されます．

　Akataらは177名の誤嚥性肺炎患者の気管支と肺の洗浄液の細菌を調べたところ，*S. mutans, S. mitis, S. salivarius*および*S. anginosus*などの*oral streptococci*（口腔内レンサ球菌種）が検出され（下図），他の嫌気性菌と比較しても*oral streptococci*が誤嚥性肺炎の起因菌と考えられることを報告しています．

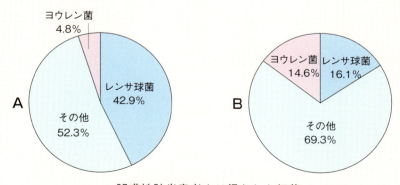

誤嚥性肺炎患者より得られた細菌
AはBより重度の肺炎を起こしているが，*S. mutans, S. mitis, S. salivarius*および*S. anginosus*などのレンサ球菌が多い（Akata, K et al：BMC Pulm Med. 2016 May 11；16 (1)：79）

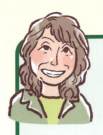

歯がない人は，認知症になりやすいんですか？

　自分の歯は十数本しか残っておらず，歯のない部分には，部分入れ歯とインプラントを入れています．少しでも自分の歯を残すようにしていれば，認知症になる可能性は低くなりますか？

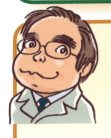

自分の歯で何でも食べられることが，健康長寿の元で，活動的な生活をおくることが，脳の老化を遅くするといわれています．

　自分の歯が20本以上ある人に比べると，残っている歯が少ない人は，認知症になりやすいといわれています．
　またこれまでの研究で以下のようなことがわかっています．
　〇 ものを噛むと脳は刺激を受け，活性化される
　〇 歯の数が少ないと脳の働きに影響が出る
　〇 歯がない人の認知症リスクは高い
　〇 口腔細菌は認知症に関係すると思われる

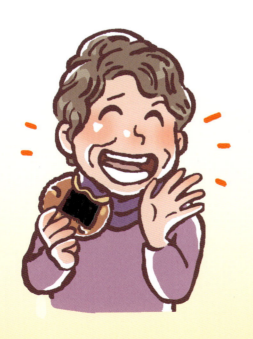
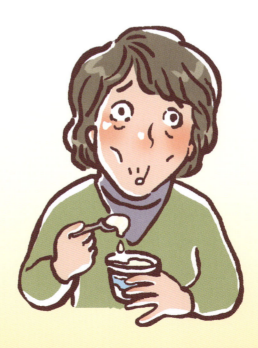

NOTE

口腔の健康と脳の関係

■ ものを噛むと脳は刺激を受ける

歯の役割は"ものを食べる"ことだけではありません．ものを噛む行為には，脳を刺激する働きもあることが，わかっています．歯と歯を噛み合わせたときの刺激は，歯の根っこにある膜（歯根膜）から脳に伝わり，脳における，感覚・運動・記憶・思考・意欲などを司っている部分を活性化させます．

■ 残存歯が少ないと脳の働きに影響が出る

学会で発表された研究から，高齢者の歯の残存数と認知症との関連を見ることができます．健康な人では平均14.9本の歯が残っていたのに対し，認知症の疑いのある人では9.4本と明らかな差が見られます．また，残っている歯が少ないほど，記憶や学習能力にかかわる海馬や，意志や思考の機能を司る前頭葉の容積などが少なくなっていたことがわかりました．

■ 歯がない人の認知症リスクは高い

口腔の状態と認知症の関連を調べた研究結果では，残っている歯の数が20本以上ある人と比べて歯がなく，入れ歯も入れていない人の認知症リスクは1.9倍，よく噛んで食べることができる人に対して，あまり噛めない人の認知症リスクは1.5倍と高くなっています．

■ 口腔内細菌は認知症に関係すると思われる

歯周病原菌由来の毒素（LPS）がアルツハイマー病の発症と関係があると見られており，認知機能の低下と歯周組織の炎症度が比例していると報告も複数あります．

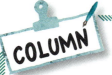

COLUMN

認知症の増加

脳や身体の疾患が原因で，記憶や判断力などに障害が起こり，普通の社会生活が送れなくなった状態を「認知症」といいます．厚生労働省が実施した2016年国民生活基礎調査によると，"要介護"になってしまった人のうち，認知症はその原因の24.8％を占め，以前の1位であった脳卒中（18.4％）を大きく逆転していることがわかりました．

現在，日本のみならず世界中で高齢化が進んでおり，認知症患者の増加が問題視されています．2040年には，世界中の約8,100万人が認知症に罹患すると推計されています．厚生労働省の推計では2010年時点では，日本における認知症高齢者（認知症高齢者の日常生活自立度Ⅱ以上）は約280万人（65歳以上人口の9.5％）であり，2025年には470万人（65歳以上人口の12.8％）にも昇ると予測されています．

「認知症高齢者の日常生活自立度」Ⅱ以上の高齢者数推計　（）は65歳以上人口比

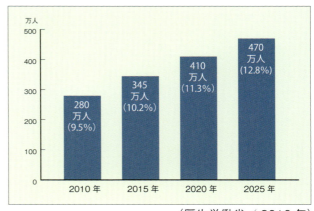

（厚生労働省／2010年）

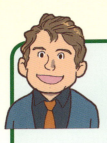

脳卒中に歯周病が関係しているんですか？

　ここ数年で血圧が高くなったので，お薬を飲んでいます．お医者さんからは，脳卒中の予防のためにも，しょっぱいものや油っぽいものを食べすぎないよう注意されました．

　また，口臭があるからか「もし歯周病なら，脳卒中にならないためにも，治しておいたほうがいいですよ」ともいわれました．歯周病と脳卒中に何か関係があるのですか？

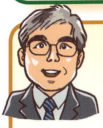

かなり関係しているとされていますが，メカニズムはよくわかりません．

　最近の研究で，「歯周病の人は，脳卒中になりやすい」ということがわかってきました．しかし，"歯周病のある人がなぜ脳卒中になりやすいのか？"というメカニズムはたくさんの種類の細菌や要素が関与しているので，まだ明確になっていません．

　歯周病と脳卒中との関連には，まだ不明な点が残っているため，今後の研究が期待されています．

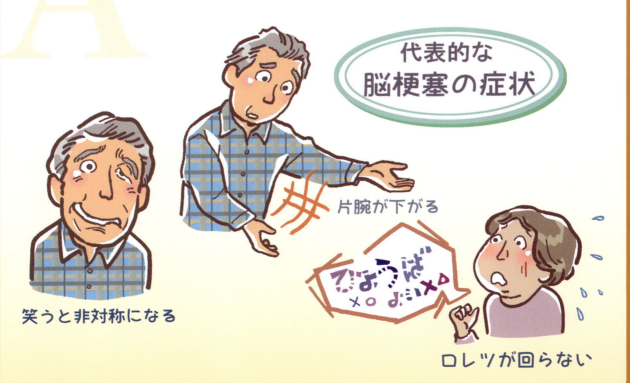

代表的な脳梗塞の症状

笑うと非対称になる　　片腕が下がる　　ロレツが回らない

NOTE

歯周病と虚血性脳血管疾患との関連

■アテロームに歯周病原菌！？

近年，多くの調査研究により，歯周病と虚血性脳血管疾患（脳卒中）との関連が指摘されています．歯周病と虚血性脳血管疾患のどちらにも影響を及ぼす要素，たとえば，性別，年齢，高血圧，糖尿病，高コレステロール血症などが存在するため，歯周病が直接的に虚血性脳血管疾患の発症を引き起こすかどうかについては，議論の余地があります．

一方，動脈内に蓄積し，虚血の原因となるアテロームの中から歯周病を引き起こす細菌が検出されています．血管の詰まりに歯周病原細菌が関与しているかも知れません．今後の研究で，歯周病が引き起こす虚血性脳血管疾患のメカニズムが解明されることが期待されます．

■アテローム形成に関係する血管内皮細胞と歯周病

血管の内側は血管内皮細胞という細胞でおおわれています．この細胞は血管を保護するさまざまな機能を持っています．たとえば，血液細胞の一種である血小板の粘着・凝集を防いで，血管を詰まらせるアテロームの形成を防止します．つまり，この細胞が丈夫であれば脳卒中を予防する力が強いということがいえます．

この血管内皮細胞の機能を測定する検査に，血流依存性血管拡張反応検査があります．検査は，腕の動脈を5分間圧迫・血流を遮断し，圧迫解除後の動脈の拡張割合を超音波とコンピュータで測定します．

最近，重度歯周病患者に対して歯周病治療を施すと，この血管拡張反応が劇的に向上したという研究結果が相次いで報告されました．これらの研究が進展すると，歯周病と虚血性脳疾患との因果関係やメカニズムが明らかにされる可能性もあります．

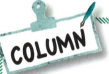

COLUMN

定期歯科受診で脳卒中リスクが23％低下

最近発表された米国の約15,000人を15年間追跡した広域大規模調査では，歯周病のある人とない人では，脳卒中の発症率に明らかな差が出たという報告があり，また定期的に歯科を受診した人はリスクが軽減されたという結果が紹介されています．

調査は，歯周の状態（歯周ポケットの深さ，出血の程度，歯肉炎指数など）を評価して7段階のグループ分けを行い，脳卒中の発症との関連性をみる方法がとられました．

その結果，歯周ポケットが健全な状態のグループの脳卒中発症率が1.29（／1,000人／年）であったのに対し，最も状態の悪いグループでは5.03という発症率になりました．

また，定期歯科受診した人たちは，不定期にしか歯科を受診しなかった人たちに比べると脳卒中の発症率は0.77倍となっていました．すなわち脳卒中のリスクが23％軽減されていたということです．

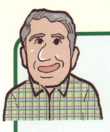
キシリトールはなぜむし歯予防だけでなく、口のかわきにもよいのですか？

　高血圧のため、お薬を飲みはじめました．副作用なのか、口の中がひどくかわくようになったので、お医者さんに相談したところ、キシリトールガムをすすめられました．
　キシリトールがむし歯予防にいいということは知っていましたが、口のかわきに効くのはなぜですか？　ガムは1日に4回、2粒ずつ噛んでいます．

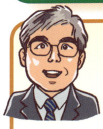
ものを噛むという行為と、キシリトールの甘味が刺激となって、唾液の分泌がうながされ、口の中が潤いやすくなります．

　キシリトールは口の中の細菌によって酸に変換されないため、う蝕（むし歯）の予防によいとされています．キシリトールの甘さは砂糖と同等で、キシリトールガムを噛むことによって唾液の分泌がうながされます．キシリトールに限らず、甘いものを食べると甘みが刺激となって唾液の分泌がうながされます．
　ヒトの唾液腺は食べものを噛むことによって唾液分泌を強めます．さらに、食べものがなくても噛むという行為だけでも唾液が出ることを経験した人は多いと思います．砂糖の入っていないガムは口にとってはプラスといえます．

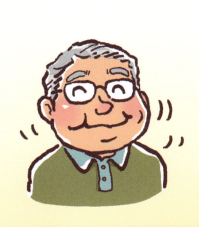
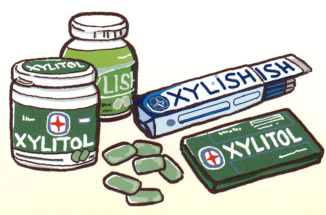

NOTE

唾液と人工甘味料について

■口の乾燥とガム

　薬の中には唾液の分泌を抑制してしまうものがあります．降圧剤もその一種で，口の乾燥を招きます．口が乾燥するとう蝕になりやすいといわれていますが，それは，酸性に傾きやすい口の中を1日分泌量1.5Lの唾液が洗浄してくれないからです．唾液の中には抗菌物質も何種類も入っています．ですから，降圧剤で口が乾燥する場合には，ガムなどを噛んで唾液分泌を助けてやることが必要です．

　その際，う蝕の心配のない甘味料の入ったガムを噛むことが大切です．口の健康が全身の健康にかかわることが徐々にわかってきた昨今，キシリトールは口だけでなく間接的には身体にもよいといえるでしょう．

　甘いものを食べて唾液が出るのであれば砂糖でもよいと考えがちですが，砂糖はう蝕の原因になるので好ましくありません．キシリトールに限らず，う蝕を誘発する菌であるミュータンス連鎖球菌によって，酸をつくる反応に使われない人工甘味料は，ほかにもいくつかあります．

■人工甘味料について

　人工甘味料とは，化学的に合成された甘味料のことで，「合成甘味料」ともいいます．これまでに開発された人工甘味料には，サッカリン，チクロ，ズルチン，グリチルリチン，アスパルテーム，アセスルファムK，スクラロースなどがあります．

　これらのうち，チクロとズルチンは発がん性があるとして，使用禁止とされています．人工甘味料は，"砂糖（蔗糖，スクロース）より甘味が強い"という特徴を持っています．砂糖の500倍の甘味を有するサッカリンは，一時期，発がん性が疑われて使用禁止になっていましたが，現在ではその疑いが否定されて，アメリカや中国などで使用されています（日本では量を制限して使用が認められています）．広く使用されている人工甘味料は，次の3つです．

- アセスルファムカリウム：「アセスルファムK」とも表記され，スクロースの200倍の甘味を有します．口腔内細菌によって代謝されないため，う蝕の原因になりません．日本では2000年から食品添加物に指定され，機能性食品や清涼飲料水などに幅広く使用されています．

- アスパルテーム：スクロースの100～200倍の甘味を有しますが，う蝕の原因になりません．1983年に，アメリカと日本で使用が認可されました．ただし，フェニルケトン尿症の患者には危険性があるため，アスパルテーム使用食品には「L-フェニルアラニン化合物を含む」旨の表示が義務づけられています．

- スクラロース：スクロースの600倍の甘味を有しますが，う蝕の原因になりません．日本では1999年に食品添加物に指定されました．体内で代謝されずに，排泄されることがわかっています．

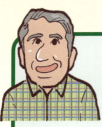

歯によい甘いもの，悪い甘いものというのはどんなこと？

人工甘味料以外の甘いものが，すべて歯に悪いものなんでしょうか．キシリトールのほかにもむし歯や歯周病をつくらない，よい甘いものがあるといいますが，どんなものでしょうか．

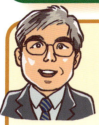

むし歯菌は，蔗糖(しょとう)（砂糖）を材料にして歯垢を作り出します．これらが歯にこびりつき，中でつくられる酸で歯が溶かされるのがむし歯（う蝕）です．

○ 糖類からベタベタのグルカンがつくられ，これが歯にこびりつきます
○ 糖類は，細菌が代謝して歯を溶かす有機酸に変わります
この2つの性質を持つ糖類は唯一，砂糖です．

むし歯をつくりにくい糖としてあげられるのは，キシリトールのほか，オリゴ糖，マルチトール（還元水あめ，還元麦芽糖(ばくが)），ラクチトール（還元乳糖），エリストール，ソルビトール，パラチノースなどがあります．

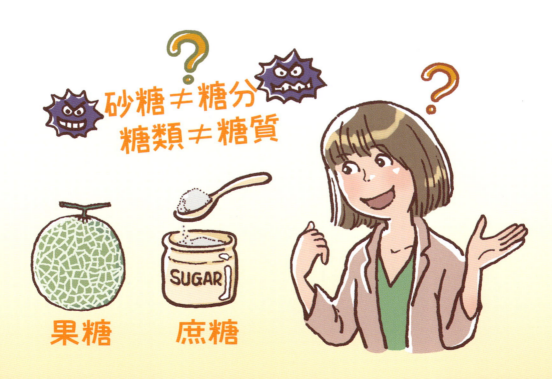

NOTE

甘く見るな "甘いもの"

■菌の大好物

　生物は一般に糖を分解して生命活動に必要なエネルギー（ATP）をつくり出します．う蝕原因菌も例外ではありません．う蝕原因菌が特に大好物としているのは蔗糖，ブドウ糖，果糖で，これらの糖を菌体内で代謝・分解して ATP を合成し，生きていくための反応に使います．しかし，その過程でエナメル質を溶かす乳酸，ギ酸，酢酸を産生してしまいます．

　特にスクロースはう蝕原因菌の菌体外で粘着性の強い非水溶性グルカン（多くの細菌を歯に付着させる）合成にも使われて歯垢形成の原因になります．ですから，う蝕予防の観点から蔗糖を甘く見てはいけないのです．ブドウ糖，果糖もそれぞれスクロースの 0.7 倍と 1.1 倍の甘味度を有しており酸産生の材料になるので甘く見てはいけません．

■糖質，糖類，糖分の違い

　"糖質" 制限のダイエットなどという言葉をよく聞きますが，この "糖質" は，米，麦，などに含まれるいわゆるカロリー源の "炭水化物" と同義で，また甘いものを指す "糖類" を含んだ呼び方でもあります．

　一方，"糖類" は単量体（分子 1 つ）のものが単糖類，数分子の単糖類が結合したものが少糖類，さらに多数の単糖類からなるものが多糖類と呼ばれるデンプンなどのグループです．

　糖類のうち甘味のある単糖類はブドウ糖，果糖が代表的で，甘味の強い二糖類の代表が砂糖（蔗糖，スクロース）ですが，麦芽糖（マルトース）も二糖類です．

　少糖類のオリゴ糖は単糖類が複数結合したものを言い，広義では二糖類も含まれますが，通常，人体では吸収されないものを指します．善玉の腸内細菌が分解吸収し善玉菌を増やすので，良好な腸内細菌叢の維持に役立っていることが，近年わかっています．

　"糖分" は化学的・栄養学的な用語としてはありません．慣用的に甘いものや，糖質を指して使われています．

　また，WHO などが，健康のために低減すべきとしている "遊離糖"（free sugar）は，蜂蜜や果物に含まれる天然の糖類と，食品に使われる糖類を合わせた呼び方です．

■蔗糖，スクロース，砂糖，グラニュー糖，三温糖の違い

　蔗糖はスクロースとも呼ばれ，サトウキビ，サトウダイコン（テンサイ）などから抽出される糖で，ブドウ糖（グルコース）と果糖（フルクトース）が結合した二糖類と呼ばれるものです．

　砂糖の化学的・栄養学的呼び方がスクロース，蔗糖と覚えていて大体よいのですが，厳密にいうと少し違います．

　サトウキビなどの原液を濃縮・精製する際，高い純度で精製したものがグラニュー糖で，他の糖類（ブドウ糖，果糖）を少し加えたものが砂糖で，しっとりとした感触があります．精製の純度が低くうま味成分（ミネラル）が少し多いものが三温糖と呼ばれます．さらに精製度が低くミネラルが多いものが黒糖です．

　ですから，純粋な蔗糖は，グラニュー糖が近いわけです．

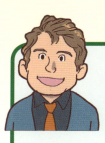
マウスウォッシュ（洗口液）は，本当に効果があるの？

洗口液の殺菌成分は弱いものが多く，「むし歯菌や，歯周病にかかわる細菌の殺菌には，あまり効果がない」というのは本当ですか？

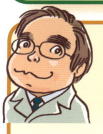
もちろん効果はありますが，口の中の全ての細菌を殺菌できるわけではありません．

　洗口液の多くには抗菌物質が含まれており，口の中の細菌に殺菌効果を示します．しかし，口の中の全ての細菌が死滅するわけではありません．

　また，洗口液はあくまで"口の中をゆすぐもの"ですので，歯垢（プラーク）の中や歯周ポケットの深くまで，殺菌剤が届くわけではありません．

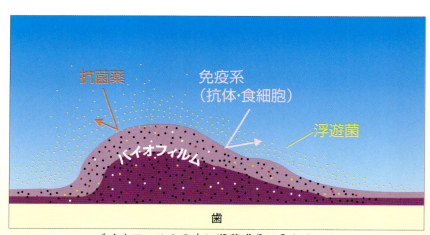

バイオフィルムの中に殺菌成分は入れません

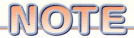

口腔内の細菌のバランスと，洗口液の使い方

　洗口液※は，細菌の繁殖，口臭，口腔乾燥を予防したり，口腔内を清浄したりする目的で使われます．洗口液に使われる殺菌剤には大まかに，①プラークの表面に付着してプラークの分解と殺菌効果を示すもの，②プラークの内部に浸透して殺菌効果を示すもの，があります．

　歯の表面に付着した汚れは「歯垢」や「プラーク」と呼ばれますが，これは，細菌とその代謝物である糖によってつくられており，生物学的には「バイオフィルム」と呼ばれます．バイオフィルムの中には殺菌剤が浸透しにくく，浮遊細菌（バイオフィルムを形成していない細菌）と比較して，同じ殺菌効果を示すためには約1,000倍の濃度が必要であるとされています．また，通常の洗口では，歯周ポケット内の0.5mm程度までしか殺菌剤が作用しないことが知られています．

洗口液に使われる殺菌剤の種類

　細胞や細菌の表面はマイナスに荷電しています．そのため，陽イオン性の界面活性剤は細菌の表面に付きやすく，殺菌効果を示します．

■塩化セチルピリジウム（CPC）

　陽イオンとなる界面活性作用による洗浄効果と，界面活性剤により細菌の細胞膜を変性させることで，殺菌効果を示します．

■塩化ベンゼトニウム（BTC）

　陽イオン界面活性剤で洗浄効果を示します．口腔細菌に作用してプラーク形成抑制を示し，一般細菌やカンジダなどの酵母様真菌にも有効です．

①クロルヘキシジン入り含嗽剤
②塩化ベンゼトニウム入り
③ポビドンヨード（ヨウ素入り）

■グルコン酸クロルヘキシジン（CHG）

　広い抗菌性を有し，ミュータンス連鎖球菌や歯周病原性細菌に非常に有効です．しかし，日本では産婦人科領域でアナフィラキシーショックの報告があり，粘膜使用が禁忌になっています．薬効効果ではなく，防腐剤として0.05％の濃度で添加することが認められています．海外では広く利用されており，1％や0.2％含有の歯みがきペースト（歯みがき剤）が販売されています．

■その他

　バイオフィルに浸透して殺菌効果を示すものには，ポビドンヨード（PI），殺菌作用エッセンシャルオイル（EO），トリクロサン（TC）があります．
　どの殺菌剤も副作用の報告があるため，使用には注意が必要です．また，「液体歯みがき」と洗口液は使用法が異なるため，その点にも注意が必要です．

※　洗口液の中には，それだけで歯周病や口臭が予防できるようにうたっているものがありますが，あくまで補助的な役割と考えてください．

マウスウォッシュ（洗口液）は、本当に効果があるの？

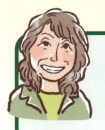

栄養状態がよくないと歯周病になりやすいんですか？

腰を痛めてから，動くのがおっくうで体もあまり動かさないせいか，食欲が落ち，やせてきました．栄養状態がよくないと，歯周病にもかかりやすいというのは本当ですか．

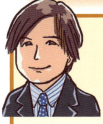

歯周病の身体側の要因として，免疫低下，低栄養，糖尿病などが，歯周病の進行と組織の治癒力低下に影響しています．

歯肉の細菌に対する抵抗力，傷などが治癒するためには，身体の防衛機構である免疫が欠かせません．免疫力維持には主にタンパク質を中心とした栄養素が必須です．

一方で，歯を抜いた後や，歯周病で失われた歯を支える骨，歯肉組織の修復を促すためにも，栄養素は，とても重要です．

また，歯槽骨造成と歯周組織の血管新生には，タンパク質低栄養の改善と骨代謝に必要なミネラル，多量のアミノ酸，コラーゲン生合成反応を手助けするビタミンB₆，B₁₂，葉酸，ビタミンCが必要です．

糖尿病も歯周病を強力に進行させる要因です．

歯周組織の修復再生に必要な栄養

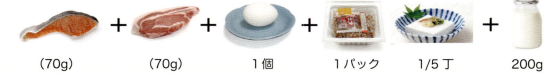

(70g) ＋ (70g) ＋ 1個 ＋ 1パック ＋ 1/5丁 ＋ 200g

- 体重50kgの人の場合，1日に50gのタンパク質をとる必要があります
- 生体の組織再生には，ビタミン類（E，B₆，B₁₂，C，葉酸）やマグネシウムなども必要です

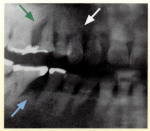 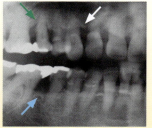

栄養指導実施後6カ月．骨密度が上昇したことがX線写真でわかります（矢印）

NOTE

体を老化させる高血糖

　食物から摂取した糖分（炭水化物）は体の中でブドウ糖に変わります．通常は，栄養源としてありがたいブドウ糖ですが，血中糖濃度が 140mg/dL を超えると，有効活用される前にところ構わず身体のタンパク質と結びつき糖化（グリケーション）してしまうのです．

　主にブドウ糖の通り道である血管の被害が目立ちます．生体のタンパク質は，糖化されると本来の機能を失ってしまい，コラーゲンであれば弾力性が低下します（シワ，たるみ）．

　高血糖状態が一時的に改善しても，血糖が非常に高い時期が続いた場合，糖化ダメージは累積的に身体に残るとされます．血管や内臓が傷つけられて，修復できないようになっていきます．こうした現象を糖毒性と呼び，まさに糖尿病の病態の本質といえます．

　糖濃度のレベルとその期間の長さにより，生体が糖による酸化ストレスなどの傷害を受けることになります．その爪痕を「高血糖の記憶」と表現しています．

噛む能力が低下すると，全身の健康に影響する！

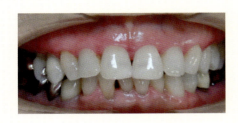
噛める人の食事

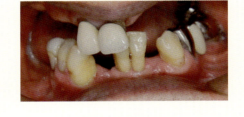
噛めない人の食事

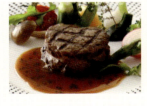 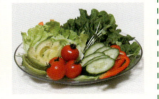
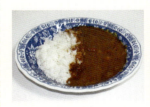 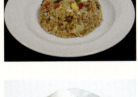

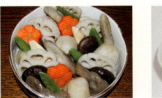 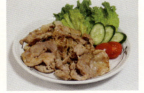
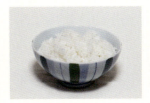 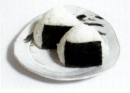

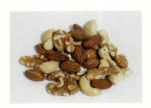 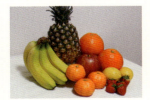
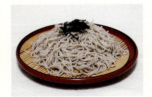 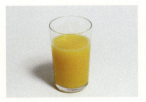

バランス栄養食

タンパク質，ビタミン，ミネラルなどが摂取できる

糖質偏重食

過剰な糖質を摂取することにより，高血糖をまねき，生活習慣病につながる

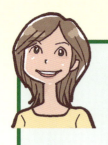

乳酸菌で，本当にむし歯や歯周病が予防できるんですか？

乳酸菌入りのチョコレート菓子のCMで，「お口の中の細菌を入れ替えて，むし歯や歯周病を予防しよう！」というような宣伝文を見ますが，乳酸菌入りのお菓子を食べるだけで，本当にむし歯や歯周病を予防できるのですか？

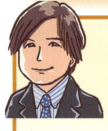

乳酸菌の性質によって，むし歯や歯周病を予防できる可能性はありますが，まだ研究段階です．

　乳酸菌は，腸内細菌の中では「善玉菌」としてよく知られ，"身体によい生きた微生物（プロバイオティクス）"として用いられる代表的な細菌です．毎日の歯みがきに加えプロバイオティクスを用いることによって，より高い効果が期待できます．

　乳酸菌群がつくる乳酸は，弱酸性の環境をつくり出し粘膜の健康維持に有利に作用します．また粘膜上で，歯周病原細菌やカビなど弱アルカリ性を好む悪玉菌群の発育を抑える効果があります．乳酸菌由来の発酵食品が身体によいように，口の健康にもよいのです．

　いずれにしても今後，より多くの研究，そして健康への応用が待たれるところです．

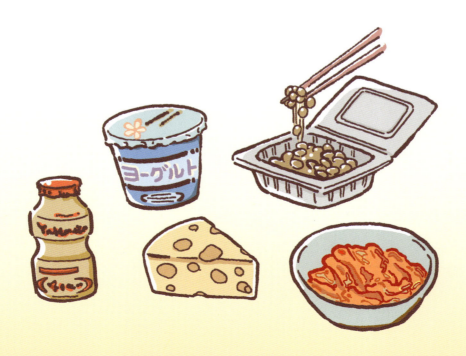

NOTE

体内の細菌の棲み分けと健康

■ プロバイオティクスとトクホ

　近年う蝕予防や歯周病予防といった，口の健康を守るためのトクホの商品も，売り出されるようになりました．

　プロバイオティクス（Probiotics）とは，「腸内微生物のバランスを改善することにより宿主に有益に働く生菌添加物」と定義され，乳酸菌，ビフィズス菌，納豆菌などの生菌と，発酵乳酸菌飲料，発酵乳がこれに含まれます．

　中でも，特定保健用食品（トクホ）は，食品の持つ特定の保健の用途を表示して販売される食品で，これを販売するためには，製品ごとに食品の有効性や安全性について審査を受け，表示について国の許可を受ける必要があります．トクホマークのついているプロバイオティクスは，科学的根拠を持って，その効果を示すことができます．

　口腔内の環境を整えることを目的としたトクホには，う蝕にならない甘味料，歯の再石灰化を期待するもの，歯肉を健康に保つもの，などがありますが，乳酸菌がかかわるトクホとして認められている，口腔健康のためのプロバイオティクスは今のところありません．

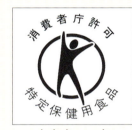

トクホマーク

　乳酸菌食品を取り入れるだけでなく，食後はしっかり歯みがきすることや，定期的に歯科健診を受けることなどが，う蝕や歯周病の予防のために一番大切なことです．

■ 口腔内の細菌と腸内細菌の関係性

　ヒトは出生後に多くの微生物にさらされ，生後1日目からビフィズス菌を含むさまざまな微生物の定着がはじまります．常在菌は，人体が外界と接触している場所のあらゆる部分（皮膚，眼，鼻腔・口腔から肛門までの腸管，咽喉から肺までの気道，尿路，女性の性器）に生息しています．そして，細菌の種類によって好みの居場所があり，数もさまざまです．常在菌は，本来の居場所に定着して，健康で通常の免疫力を保っている場合は病気を引き起こしません．

　近年，こうした細菌叢の全貌が明らかになりはじめているところですが，最新の研究では，腸内細菌に歯周病原細菌の関与が指摘されています．

　このことから，口腔細菌と腸内細菌は無関係ではなく，口腔の健康は全身の健康に与える影響が大きいことを教えてくれています．

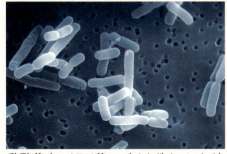

乳酸菌（ロイテリ菌；バイオガイアによる）

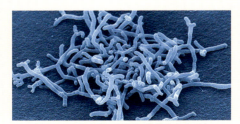

ビフィズス菌（森永乳業による）

乳酸菌で，本当にむし歯や歯周病が予防できるんですか？

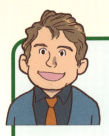

古い歯垢，新しい歯垢ってなんですか？

歯科医院で「今度，歯垢の染め出しをして，古い歯垢と新しい歯垢を調べましょう」といわれました．それをすると，どんなことがわかって，どんな処置になるのですか？

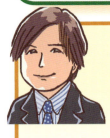

古い歯垢には悪玉菌がたくさん棲みついているので，バイオフィルムをつくらないように，すぐに取り除きます．

　歯垢（プラーク）の2色染め出し剤で濃い色で染色された部分は，毎日歯みがきをしていても，落とされずに長い時間付着したままの歯垢が染め出されています．

　これが，みがき残しともいわれる古くなった歯垢で，こうした歯垢中には，悪玉菌が沢山含まれています．

　一方，新しい歯垢は古くなった歯垢にくっついたもので，古い歯垢とともにバイオフィルムをつくる基（もと）になります．これらにミネラルが沈着し，石灰化して歯石に変化し，歯ブラシでは落とせないものになります．

　歯ブラシで落とせるか，プロケア（歯石の除去，歯のクリーニング）が必要かどうか判断します．

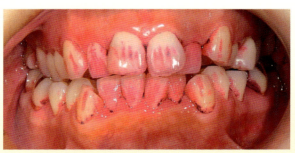

濃い紫色の部分が古い歯垢，ピンクに染まった部分が新しい歯垢

NOTE

歯垢からバイオフィルム，歯石までの段階

　歯面の付着物は，経時的に正常細菌叢から病原性バイオフィルムに移行し，その後古い歯垢が石灰化して歯石になります．この過程はステージ1から5までの5段階に分類されています）．

　初めに歯面に唾液由来糖タンパク質成分が結合しペリクルが生成します（ステージ1）．

　それに結合できるグラム陽性球菌が正常細菌叢を形成し健全な歯垢が生成します（ステージ2）．

　次にこれら球菌群の上にグラム陰性桿菌が重層します（ステージ3）．

　これらの菌塊がグリコカリックスと呼ばれる多糖類でおおわれると病原性バイオフィルムが形成されます（ステージ4）．その中には内毒素，病原性プロテアーゼなどが含まれ，周囲の歯周組織にきわめて長期にわたる慢性持続性炎症をひき起こします．こうした慢性微弱性炎症は全身的には稀です．

　炎症性物質と歯原性菌血症が，代謝性疾患，循環器疾患など生活習慣病の発症基盤を形成するのです．

　ステージ4のバイオフィルムは，その後石灰化して歯石になります（ステージ5）．

　歯科診療所で行う定期メインテナンス時に，セルフケアの及ばない歯肉縁下の口腔バイオフィルム（ステージ3および4）が石灰化する前に「ステージ1」や「ステージ2」の状態に口腔細菌叢をリセットするとことが大切です．

　歯周病の炎症制御とは，なにも重度歯周炎の治療ばかりではなく，軽度のうちに歯周炎の収束を図ることにもなります．

　古い歯垢を入れ替える口のクリーニングが，歯肉出血を止め，炎症性物質の消退となり糖質代謝改善に関係すること，さらに潰瘍面からの歯原性菌血症の抑制が循環器疾患形成予防の一つになるのです．

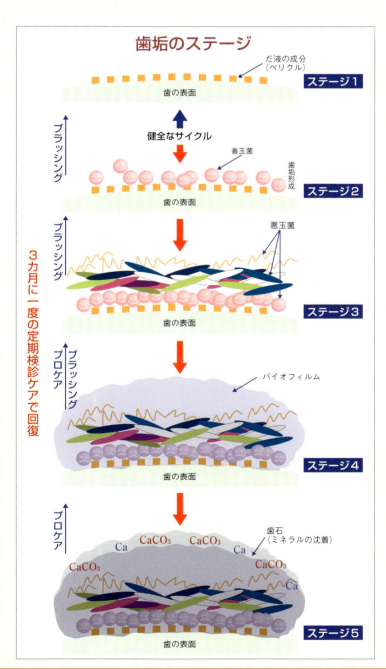

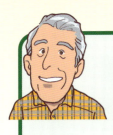

定期健診は年に何回受ければいいんでしょうか？

　以前は，1年に1回は歯科の定期健診を受けていましたが，ここ数年は何となく足が遠のき，その間に歯周病になってしまいました…．現在はまだ治療中ですが，歯周病が治ってから定期健診を再開するならば，何カ月に1回くらいは行っておいたほうがよいでしょうか？

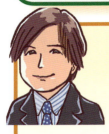

定期健診は，"回数"よりも"内容"が大切です！

　ご質問の方が受けている定期健診では，どのようなことを行いますか？　もし，それが，歯のおそうじ（クリーニング）中心で，歯みがきの練習（口腔保健指導）などがあまり行われていないのであれば，たとえ毎月受けていたとしても，よい結果は得られないでしょう．

　最新の科学的根拠によれば，健診の際に歯科衛生士によって行われるクリーニングには，それ単独では十分な効果がないことが明らかになっています．歯科衛生士がいくら頑張って口の中をクリーニングしても，患者さん自身による毎日の歯みがき（セルフケア）が十分でなければ，2週間くらいでもとの状態に戻ってしまいます．

　定期健診には"クリーニングしてもらうため"というよりも，"歯みがきの十分でない場所を指摘してもらい，その場所のみがき方を教わるため"に行く，という気もちで通ってください．セルフケアが十分にできるようになれば，半年に1回，あるいは1年に1回の受診でも問題ありません．

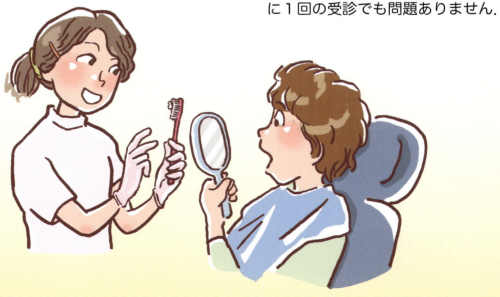

NOTE

セルフケアとプロケア，それぞれの大切さ

■ 口腔内の細菌

1965年に報告されたLöeらの研究で，実験的に歯肉炎をつくった有名な実験があります．3週間の試験期間中，まったくブラッシングをしないでいると，口腔内の細菌の勢力が変化し，2～3週間以内に歯肉炎が起こります．しかし，ブラッシングを再開すると歯肉炎は治まったという実験です．

また，ブラッシングをしないでいると，歯ブラシの届いていない箇所では，完璧にクリーニングを行った歯面でも，7～10日前後で初期う蝕の兆候を示すことが知られています．

このような報告から，歯ブラシの十分に届いていない箇所には，常にう蝕や歯肉炎（歯周病）の心配があるといえるでしょう．ですので，患者さんご自身のホームケアで，特にプラークの溜まりやすい箇所から，プラークを取り除くことが大切になってきます．

■ 歯のクリーニングはなぜするの？

では，定期健診でクリーニングを受ければ，安心でしょうか？

定期的にクリーニングを受けても，セルフケアをきちんと実行し口腔の環境を長期にわたって維持しなければ，スポット的に行われるプロフェッショナルケアもその効果は期待できません．

また，セルフケアをしやすい環境にリセットするために，クリーニングは一定の意味がありますが，クリーニング単独では口腔の健康を守るのに十分な効果が期待できないことになります．口腔保健指導，すなわちセルフケアのアドバイスを受け，どこがプラークの溜まりやすいとこかを知り，実践することがポイントになります．

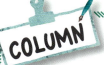

COLUMN

日本人の口臭にガッカリ

オーラルプロテクトコンソーシアム（全身の健康のために歯周病予防を推進する日本の団体）が，2015年に日本に在留する外国（米国・欧州）人100人に行った口臭とオーラルケアに関する調査では，約7割が"日本人の口臭にガッカリした経験がある"と回答しました．

一方，日本人600人（20～40代）に，自分は歯周病だと思いますか，という問いに"思わない"と答えたグループが約9割でした．日本人の約8割に歯肉炎，歯周炎があるというデータからすると，口臭の原因の1つの要因である歯周病について，いかに多くの日本人に自覚がないかという調査結果にもなりました．（資料：http://www.oralprotect.jp/pdf/newsrelease151001.pdf）

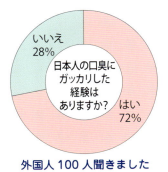

外国人100人聞きました

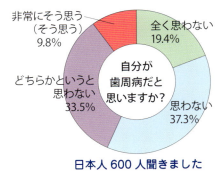

日本人600人聞きました

参考解説

プラークコントロールの効果

「プラークコントロールプログラム」の実際

　1970年代から，スウェーデンのアクセルソン先生を中心に行われた研究があります．アクセルソン先生たちは，30年以上「プラークコントロールプログラム」を行い，このプログラムに参加した方々の口腔内の様子を記録し続けました．すると，新しいむし歯（う蝕）や歯周炎の発生はきわめて少なく，長期にわたって良好な口腔の健康状態を維持し続けたという素晴らしい結果を得たのです．この研究で行われた「プラークコントロールプログラム」を簡単に紹介します．特徴は以下の通りです．

- 1年に3～4回の受診
- 1回のアポイント時間は30～60分
- 口腔衛生に関する情報（食事カウンセリングを含む）が提供されている
- 個々人に，フロスや歯間ブラシの使用を含む，適切なプラークコントロール方法の提示・教育を行い，自己判断力をつけることをくり返した
- 衛生士からプラークの染め出し，Professional Mechanical Tooth Cleaning（特にリスク部位について）を受けた
- セルフケアでは，フッ化物入り歯みがき剤，やわらかめの歯ブラシ，歯間部清掃器具（フロス・歯間ブラシ）の使用を推奨した
- このプログラムに参加した人たちのプラークの付着は，平均で20％を下回っていた
- 定期的に通院することにより，くり返し動機づけがなされ，質の高い口腔衛生状態を維持することに価値を見出した．そして，セルフケアを続けることを楽しみ，口腔の健康を守ることにつながった

食後すぐの歯みがきは　NG？　OK？

　近年，食後すぐの歯みがきは歯の再石灰化を妨げるのでよくない，という説が出ていますが，これに関して日本歯科保存学会と日本口腔衛生学会が共同で発表したステートメント（2013年12月）がありますので，その抄録をご紹介しておきます．

　「歯みがきについては，歯のう蝕予防の見地から，これまで一般的に推奨されてきた通り，食後の早い時間内に行うことをお薦めします．ただし，酸性の強い飲料などの飲食物を摂った場合には，歯の酸蝕（酸によって歯の表面が溶けること）に留意して歯みがきすることをお薦めします」

　う蝕をつくる菌は，飲食物中の糖分を摂取・分解して酸を産生します．この酸によって，歯のミネラル成分が溶出します（脱灰）．唾液の働きにより再石灰化（脱灰したところが修復され硬くなること）が起きますが，糖分摂取が頻繁な場合は脱灰された状態が続き，う蝕を発症します．したがって酸性環境に偏った口腔内をできるだけ早くもとの状態に戻す（中性～弱酸性に保つ）こと，う蝕原因菌を減らすことがう蝕予防においては大切です．そのため従来から，食物残渣やう蝕原因菌を歯みがきによって食後すぐに除去することは励行されてきています．

　すぐにみがかないほうがよいという考えが出てきたのは，コーラやジュースなどの酸性の強い飲食物で歯が脱灰して溶け出しはじめたところを歯ブラシでこすると，弱った歯が傷つけら

れミネラルも取り払われるからですが，歯のためにはむしろ，時間を置いて歯をみがくことよりも，食事の最後に酸性の強いものを飲食したりしないことや，飲食してもすぐに水で口の中を洗うことなどがお薦めです．

最近のう蝕・歯周病の治療方法と評価

根面う蝕のフッ素による予防について

2015年に報告されたシステマチックレビュー（系統的研究評価）によると，限られた研究ではあるものの，フッ化物濃度5000ppmの歯みがき剤を毎日使用し，1年に4回クロルヘキシジンかフッ化ジアンミン銀のバーニッシュ塗布を受けることで，根面う蝕の発症と進行を抑制したとあります．

これまで本邦では，市販の歯みがき粉のフッ化物配合濃度は1000ppmを上限とされていましたが，2017年3月17日に1500ppmを上限とする高濃度フッ化物配合薬用歯みがき剤が医薬部外品として販売されることが承認されました．既に，数社メーカーから高濃度のフッ化物を配合した歯みがき剤が発売されており，歯科医院のみならずドラッグストアでも入手できるようになりました．

また，一部のフッ化物洗口液については，既に2015年3月に「スイッチOTC薬」として承認されており，歯科医院で入手できるフッ化物洗口液に比べると濃度は低いですが，処方箋の必要がなく，より身近にフッ化物を入手できるようになってきています．なお，海外では，たとえばスウェーデンではフッ化物濃度が5000ppmの歯みがき剤はドラッグストアで入手できますし，アメリカでも処方箋があれば購入できるなど，日本より濃度が高く，う蝕予防の効果をより期待できるフッ化物が流通しています．

科学的根拠から見た，う蝕・歯周病に対するプロバイオティクスの考え方

2010年にHaukiojaが報告したプロバイオティクスについてのレビューによると，プロバイオティクスを使用すると，唾液中のう蝕原因菌は減少しますが，う蝕の増加と直接的な関係はありませんでした．歯周炎については，歯肉からの出血は減少しますが，使用するプロバイオティクスの種類によって結果が異なり，効果が認められたものとそうでないものがありました．

また，2016年のステマチックレビュー（系統的研究評価）によると，プロバイオティクスを使用すると，歯肉からの出血と歯肉炎は改善傾向が認められたため，歯肉炎のコントロールのためにプロバイオティクスの効果が期待できるとありました．ところが，う蝕のコントロールや歯周病原細菌やプラークを減らす効果は認められませんでした．

以上の結果から，現在のところ，う蝕や歯周病予防のためにプロバイオティクスを使用することの効果は限定的と考えられます．

口腔と心疾患との関係性の研究

歯周病が虚血性心疾患の発症・進行に関与するメカニズム

歯周病が，どのようなメカニズムで虚血性心疾患の発症リスクを上昇させるかについては，

参考解説

国内外で研究が進められ，議論が盛んに行われています．以下に，近年の研究成果から得られた主な仮説を紹介します．

- 虚血性心疾患の原因となるアテローム性動脈硬化病変から，歯周病原細菌の検出が認められました．このことから，歯周病原細菌が炎症により損傷した歯周ポケットから血管内に侵入し，直接的に血管に機能的・器質的に障害を及ぼしている可能性が考えられています．
- 炎症の生じた歯周組織で産生される「炎症性サイトカイン（細胞から分泌されるタンパク質で，炎症反応を促進する生理活性物質）」が血流を巡り，その結果，免疫細胞が活性化され，循環器系の異常を引き起こすのではないかと考えられています．

感染性心内膜炎と口腔細菌

感染性心内膜炎は，弁膜，心内膜および大血管内膜に細菌の病巣を形成し，炎症を起こす「敗血症性疾患」の1つです．発症頻度はけっして多い病気ではありませんが，的確な診断のもと適正な治療がなされない場合は，さまざまな合併症を引き起こし，死にいたることもあります．

細菌の侵入経路の多くは口腔内にあり，感染性心内膜炎の原因菌の約40％が口腔細菌とされます．予防としては，細菌が血管内に侵入した状態である「菌血症」を防ぐことが第一とされ，長年にわたり，侵襲的な歯科処置の前には抗菌薬の予防投与が行われてきました．

しかし2000年代に入り，「ブラッシング時や咀嚼時に起こる軽度の菌血症の積み重ねが，歯科処置にともなう菌血症よりも感染性心内膜炎発症に及ぼす影響が大きい」という報告が相次ぎました．それにともない，各国のガイドラインに修正が加えられましたが，2008年，英国国立臨床有用性評価機構は，抗菌薬予防投与の完全に停止することを勧告しました．この勧告以降，歯科での抗菌薬の予防的な投与が減少しましたが，一方で感染性心内膜炎による発病率が上昇したことが，世界5大医学雑誌の1つであるLancetに掲載されました．抗菌薬の予防投与について一定の効果が示されましたが，その是非については議論の余地があります．今後の議論の行方が注目されます．

認知症と口腔

認知機能の低下や認知症の発症に影響する要因

1. 慢性炎症：歯周組織などの持続的感染は全身に波及し，アルツハイマー型認知症と関連することが報告されています．
2. 生活習慣病：生活習慣病（高血圧，糖尿病，脂質異常症等）も認知症の発症を促進する重要な因子となっています．
3. 低栄養：認知症患者には広く低栄養を認めること，認知症の発症や進行には低栄養や微量栄養素の欠乏が影響することが示唆されています．
4. 健康な食事：牛乳・乳製品，大豆・大豆製品，緑黄色野菜，淡色野菜，藻類の摂取量が多く，米の摂取量が少ないという食事パターンが，認知症の発症リスクを下げると報告されています．
5. 脳への刺激：口腔への刺激および咀嚼運動は，脳を活性化させます．
6. 社会交流：社会参画や知的活動の維持，継続的な勤労，および活動的な余暇や趣味は，認知症の発症リスクを低下させることがわかっています．

認知症患者の口腔状態

多くの研究から「認知症患者の口腔内は，不良であることが多い傾向にある」という結果が示されています．認知症患者は，健常者にくらべてう蝕・歯周病，それらにともなう歯の喪失などが多く，入れ歯も不適合になりがちで，歯や入れ歯の清掃状態が不良であることがわかっています．

歯数が，認知症発症・認知機能低下に及ぼす影響を検討した研究では，歯の喪失が少なからぬリスクとなる結果が示されました．

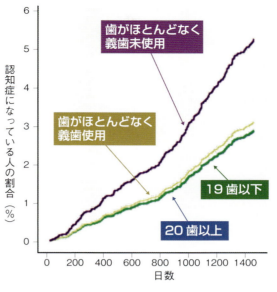

65歳以上の健常者を対象として，歯と入れ歯の状況を質問紙調査し，その後4年間，認知症の認定状況を追跡（n=4,425名）した．

年齢，疾患の有無や生活習慣等に関わらず（年齢，所得，BMI，治療中疾患，飲酒，運動，物忘れの自覚の有無を調査済み）歯が殆どなく入れ歯を使用していない人は，20本以上歯を有する人と比較して，認知症発生のリスクが高くなることが示された．

歯数・入れ歯使用と認知症発症との関係　歯を失い，入れ歯を使用していない場合，認知発症リスクが最大1.9倍になる
(yamamoto et al : Psychosomatic Medicine, 73(3), 2012)

認知症とミュータンス菌

う蝕の主な原因の1つとなるのが，ミュータンス連鎖球菌（ミュータンス菌）です．数種類あるミュータンス菌の中には，血管壁のコラーゲンと結合することで，血管の損傷部位に集まって血小板の止血作用を阻害する性質を持つものがあります．このことが，脳内微小出血の発症に関与していることが，京都府立医科大学大学院医学研究科，地域保健医療疫学教室，国立循環器病センターより報告されました．

このミュータンス菌は，深部型脳内微小出血の発症に密接にかかわっており，このミュータンス菌の保菌は，認知障害の危険因子でもある可能性があることがわかりました．脳血管疾患の症状の現れていない者においても，このミュータンス菌の保菌により，深部型脳内微小出血発症のリスクを高め，将来の脳血管疾患の前兆となっている可能性を示しました．

定期的に歯科健診を受けましょう！

歯と口腔内の健康を維持することは，認知症発症・認知機能低下の予防につながります．う蝕・歯周病，そしてそれらにともなう歯の喪失を防ぐためにも，かかりつけの歯科医院で定期的に歯科健診を受けること，また，歯科保健指導や予防処置を受けることをおすすめします．

歯の喪失が，認知症発症・認知機能低下のリスクとなることは先述の通りですが，喪失してしまった歯を入れ歯やインプラントなどで補うことで，それらのリスクを抑制できることもわかっています．う蝕や歯周病がもとで歯を失ってしまった場合には，できるだけ早くかかりつけの歯科医院を受診して，入れ歯を製作したり，インプラント治療を受けたりして，咬合機能・咀嚼機能の回復を図ることが大切です．

■ 編 者 ■

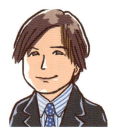

武内 博朗（たけうち ひろあき）

- 1987 年 日本大学歯学部 卒業
- 1991 年 横浜市立大学医学研究科大学院博士課程修了
  （医学博士）歯科口腔外科勤務
- 1991 年 ドイツ連邦共和国 マックス・プランク研究所 免疫遺伝部職員
  ドイツ連邦共和国ハイデルベルク大学医学部 分子腫瘍研究部職員
- 1995 年 厚生省 国立予防衛生研究所 口腔科学部 う蝕室研究員
- 1999 年 （医）武内歯科医院 理事長（綾瀬市）

鶴見大学歯学部 臨床教授
横浜市大医学部 分子生体防御学講座 非常勤講師
日本大学歯学部 衛生学講座 兼任講師
国立感染症研究所 客員研究員
日本口腔衛生学会 認定医
日本抗加齢医学会 専門医

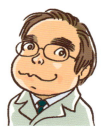

野村 義明（のむら よしあき）

- 1990 年 東京医科歯科大学歯学部卒業
- 1998 年 東京医科歯科大学大学院医学研究科修了
- 2002 年 鶴見大学歯学部予防歯科学講座 助手
- 2003 年 鶴見大学歯学部予防歯科学講座 講師
- 2007 年 国立保健医療科学院口腔保健部 口腔保健技術室長
- 2008 年 鶴見大学歯学部 探索歯学講座 准教授

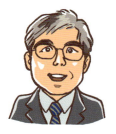

花田 信弘（はなだ のぶひろ）

- 1981 年 九州歯科大学卒業
- 1885 年 同大学院修了
- 1985 年 九州歯科大学助手／講師
- 1987 年 米国ノースウェスタン大学医学部博士研究員
- 1990 年 岩手医科大学助教授
- 1993 年 国立感染症研究所 部長
- 2000 年 九州大学教授（厚生労働省併任）
- 2002 年 国立保健医療科学院 部長
- 2008 年 鶴見大学歯学部 教授

- 委員歴
  - 健康日本 21 計画策定委員
  - 内閣府消費者委員会委員
  - 内閣府新健康フロンティア戦略賢人会議 専門委員
  - 日本歯科医学会学術委員長
- 現在
  - 日本口腔衛生学会指導医
  - 日本歯科大学客員教授
  - 明海大学客員教授
  - 東京理科大学客員教授
  - 東京医科歯科大学非常勤講師
  - 長崎大学非常勤講師
  - 新潟大学非常勤講師

"老化の予防" 歯科 Q&A

発　　行　平成 30 年 3 月 10 日　第 1 版第 1 刷
編集代表　武内博朗
© IGAKU JOHO-SHA Ltd., 2018. Printed in Japan
発行者　若松明文
発行所　医学情報社
〒 113-0033 東京都文京区本郷 3-24-6
TEL 03-5684-6811　FAX 03-5684-6812
URL http://www.dentaltoday.co.jp

落丁・乱丁本はお取り替えいたします
禁無断転載・複写　　ISBN978-4-903553-71-9

患者さんへの"ベストアンサー"シリーズ

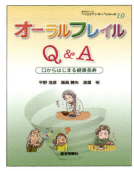 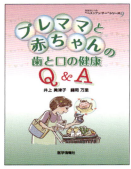 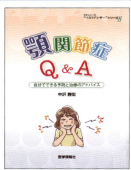 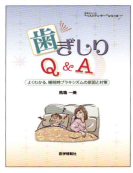 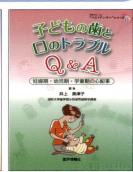

オーラルフレイル Q&A
平野浩彦（東京都健康長寿医療センター部長）／飯島勝矢（東京大学教授）／渡邊裕（東京都健康長寿医療センター研究所副部長） 著

プレママと赤ちゃんの歯と口の健康 Q&A
井上美津子（元昭和大学教授）／藤岡万里（昭和大学非常勤講師） 著

顎関節症 Q&A
中沢勝宏（東京都開業） 著

歯ぎしり Q&A
馬場一美（昭和大学教授） 著

子どもの歯と口のトラブル Q&A
井上美津子（元昭和大学教授） 著

金属アレルギーとメタルフリー治療 Q&A
白川正順（元日本歯科大学教授）／石垣佳希（日本歯科大学准教授） 著

歯周病と全身の健康 Q&A 補訂版
和泉雄一（東京医科歯科大学教授） 編

息さわやかに Q&A
川口陽子（東京医科歯科大学教授） 編

口腔がん、口腔がん検診 Q&A
山本浩嗣（元日本大学松戸教授）／久山佳代（日本大学松戸教授） 著

指しゃぶり、おしゃぶり Q&A
井上美津子（元昭和大学教授） 著

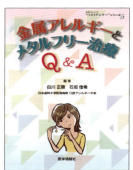 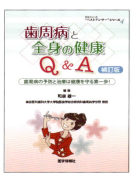 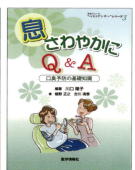 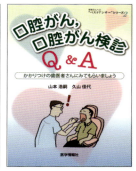 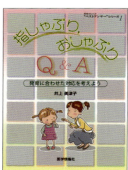

■ A4判　40〜48頁　カラー　■ 各定価（本体 3,000 円＋税）